ORTHOPÉDIE.

EXAMEN PRATIQUE
Des Difformités Osseuses.

DE LEUR TRAITEMENT.

Par L. Bienaimé,

Orthopédiste Breveté,

INVENTEUR DE DIVERS APPAREILS ORTHOPÉDIQUES,

FONDATEUR DE LA MAISON SPÉCIALE POUR LE TRAITEMENT A DOMICILE DES DÉVIATIONS DE LA TAILLE ET DES MEMBRES,

3, PASSAGE VIOLET, A PARIS.

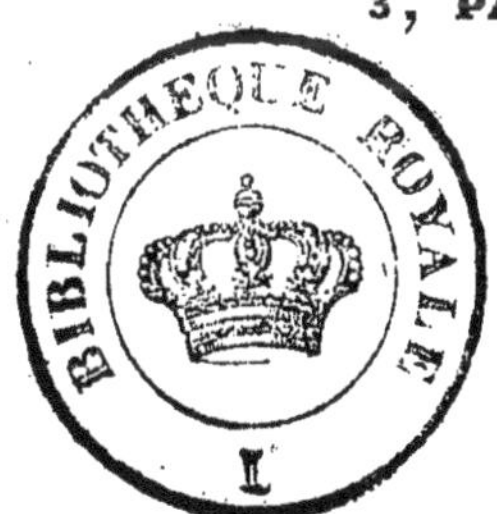

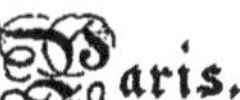

Paris,

CHEZ LES PRINCIPAUX LIBRAIRES,

ET CHEZ L'AUTEUR, 3, PASSAGE VIOLET.

1841.

Imp. de Pollet, Soupe et Guillois, rue St-Denis, 380.

EXAMEN PRATIQUE

Des Difformités Osseuses.

QUELQUES MOTS AVANT D'ENTRER EN MATIÈRE.

En offrant, chaque année, à messieurs les Médecins et Chirurgiens un *compte-rendu* de mes travaux orthopédiques, je crois répondre au vœu de tous.

Fondé dans cette croyance par le besoin qu'éprouvent les praticiens de connaître les avantages acquis sur les moyens précédens, j'ai, depuis quelques années, soumis aux Médecins les divers changemens apportés à la confection des appareils orthopédiques; et en acceptant de continuer les intéressans travaux de mon prédécesseur, que j'avais dirigés déjà, j'avais apprécié ce qu'il y avait d'utile à l'humanité, à la science médicale, et je ne craindrai pas d'ajouter, et à mes intérêts, en me donnant tout entier à cette nouvelle carrière.

Un homme étranger à l'art de guérir, de même qu'aux connaissances mécaniques, avait fondé une maison d'orthopédie dans Paris, en y apportant les lits usités à Wurtsbourg. Comme il avait négligé de prendre un brevet d'invention ou d'importation, il eut bientôt des compétiteurs qui, presque tous, se bornèrent à faire quelques légers changemens, soit aux ressorts, soit aux autres moyens d'extension de la colonne vertébrale.

L'établissement primitif comme les secondaires nécessitait de la part des jeunes malades un voyage, un long séjour dans la capitale, des dépenses ruineuses pour les familles et très souvent infructueuses; ajoutez à ce grave inconvénient le désagrément pour les parens de se séparer de leurs enfans, et de les laisser non seulement séquestrés, mais textuellement attachés sur un lit et tiraillés par la tête, et le bassin dans un état d'immobilité, sans que cette torture diminuât leur infirmité.

Frappé de cet état de choses, je vins dire à Messieurs les médecins : « Les difformités qui nécessitent les secours de l'orthopédie « se composent de deux élémens thérapeutiques : d'une part, les « soins hygiéniques et les médicamens, d'autre part, les moyens « mécaniques. Les premiers sont de votre compétence, les deuxiè- « mes de la mienne. Gardez vos clients près de vous, dans le sein « de leur famille, et associez-moi pour ma spécialité à la confiance « que les parens vous accordent. »

Des succès rapides ont couronné mes efforts. J'ai, dans une petite brochure, indiqué avec les noms de messieurs les Docteurs qui m'avaient adressé leurs clients, le nom de quelques personnes guéries, autant qu'elles ont voulu me permettre de les nommer ; la nature et le dessin de la difformité, le dessin de l'appareil en place au commencement et à la fin du traitement. Plus tard, le nombre des personnes traitées a été plus considérable. J'ai cru alors devoir rendre compte de l'emploi de mes moyens. J'ai fait un exposé des divers appareils appliqués, soit aux déviations ou incurvations de l'épine, soit aux difformités des membres. J'ai donné le dessin d'un bandage hypogastrique qui remplace les pessaires ; d'une amélioration dans la confection des bandages herniaires ; des appareils contre l'onanisme dans l'un et l'autre sexe ; d'un bandage extensif pour les rétractions des membres inférieurs, bandage qui dispense de la section des muscles rétractés, mais qui, dans tous les cas, assurerait le succès de cette opération ; et enfin, des membres artificiels.

L'accueil fait à mes diverses brochures, les réponses bienveillantes et flatteuses que messieurs les Médecins les plus recommandables m'ont faites, les conseils qu'ils m'ont donnés de ne pas craindre de parler des avantages que j'avais obtenus sous leurs yeux, parce que cette publicité était dans l'intérêt de la science, et qu'elle était le meilleur moyen de généraliser l'emploi de mes appareils orthopédiques, — Voilà ce qui m'a dicté la tâche que je viens remplir aujourd'hui avec conscience, persuadé que ce compte-rendu, ce nouveau résumé ajoutera à la confiance que j'ai obtenue des Médecins et du public.

ORTHOPÉDIE.

CHAPITRE PREMIER.

Des Déviations de la Taille.

ARTICLE PREMIER.

La position toute spéciale qui résulte pour moi de mes rapports presque journaliers avec les médecins et chirurgiens les plus distingués de Paris et des provinces, m'a mis à même de grouper mille cas de déviations de la colonne vertébrale. C'est sur ce résumé, sur cette sorte de statistique si digne de leurs méditations, attendu la fréquence et la gravité de la maladie, que j'appelle aujourd'hui leur attention.

Sur ces mille sujets soumis à l'action de mes appareils pendant les trois années écoulées, il y en a eu :

1° 148 âgés de moins de onze ans, dont 122 filles et 26 garçons;

2° 710 de 11 à 15 ans, dont 680 filles, et 30 garçons seulement;

3° 142 de 15 à 19 ans, tous appartenant au sexe féminin.

Cette plus grande fréquence dans mes traitemens sur des sujets du sexe féminin, tient à ce que les filles sont, par la mollesse des tissus, par un tempérament plus lymphatique, atteintes préférablement aux garçons.

ARTICLE II.

Première série, composée de sujets âgés de moins de 11 ans.

Les sujets placés dans la première catégorie m'ont été signalés par leurs parens comme des enfans malingres, délicats, difficiles à élever; et par les médecins, comme ayant l'appareil digestif trop faible. Ce défaut d'alimentation, ces caprices dans le choix d'alimens peu substantiels, si fréquens à cet âge, sont une des causes les plus habituelles de ce manque de tonicité dans les muscles, de l'inégale contractilité de leurs fibres, de même que de l'état de mollesse des os, qui restent cartilagineux faute du phosphate calcaire qui doit les solidifier.

Quels moyens préservatifs contre les difformités du système osseux opposer dans de pareilles circonstances? — Les remèdes toniques seuls? mais l'augmentation de la sève dans un jeune arbre qui se courbe a-t-elle jamais suffi à en redresser la tige? — Il leur faut un tuteur, et les appareils que je décris plus bas sont des tuteurs efficaces, éprouvés, que je conseille aux parens pour redresser leurs jeunes plantes, et à messieurs les Médecins pour compléter, pour assurer le succès de leurs soins, de leurs conseils.

Sur les vingt-six garçons, douze avaient la convexité de la courbure du rachis sous l'épaule droite, et cette disposition maladive est la plus fréquente; cinq l'avaient à gauche, et ce cas est beaucoup plus rare; neuf avaient la courbure en arrière, dans le milieu ou à la partie inférieure de la région dorsale du rachis. Sur les dix-huit garçons ayant la courbure à droite, j'ai obtenu onze guérisons: sur les cinq qui l'avaient à gauche, trois ont guéri complètement, et deux sur lesquels la courbure était double et accompagnée d'une dépression de l'os des hanches à droite, n'ont gagné à l'emploi de mes appareils qu'une notable amélioration.

Dans les neuf cas de convexité en arrière de la colonne épinière, trois chez lesquels la carie n'existait pas encore ont été complètement guéris, et je dois à la vérité d'ajouter que deux cautères placés de chaque côté de la tumeur ont assisté l'appareil. Dans les six autres la carie existait, et je n'ai pas complètement échoué, malgré la gravité de cette maladie, décrite sous le nom de *mal vertébral de Polt;* mes appareils, en soulageant la partie malade du poids de la tête et des épaules, laissent aux médecins le temps de modifier l'organisme par un traitement tonique et dépuratif, et empêchent la compression de la moelle et les suites, promptement funestes, qui en résultent.

Sur onze jeunes filles atteintes de ce mal vertébral, je n'ai eu que deux succès (la carie était commençante). J'ai toujours, dans ces cas fâcheux, regardé comme un devoir de prévenir les parens qu'ils avaient peu à espérer de mes appareils. Sur les cent onze traitemens restant de cette première série, j'ai obtenu satisfaction plus ou moins entière; mais je n'ai échoué sur aucun, quoique sur ce nombre je comptasse six déviations à gauche et quinze doubles courbures marquées.

ARTICLE III.

Deuxième série, de onze à quinze ans.

Les déviations de la deuxième série présentaient cela de remarquable, que près de la moitié, (*trois cent cinquante-deux*), avait deux courbures très marquées dans les régions dorsales et lombaires, et que cent cinquante en ont offert de trois à quatre; ces dernières occupant les régions cervicales et sacrées. Dans ce nombre total, j'ai eu trente-six courbures à gauche qui présentaient cela de différenciel avec celles à droite, qu'elles étaient beaucoup au-dessous du niveau de ces dernières, et se répartissaient sur les cinq ou six dernières vertèbres dorsales et les premières lombaires; elles étaient généralement accompagnées d'une sorte de torsion de la colonne vertébrale sur elle-même, qui changeait le parallélisme normal de ses faces antérieures et postérieures; torsion d'autant plus prononcée que la maladie était plus ancienne.

Sur les sept cent dix cas, six cent vingt-huit ont obtenu des redressemens à peu près complets, trente-six des améliorations notables sans guérison, et quarante-six sont restés sans succès; mais dans ces derniers il y avait des maladies congéniales, des cas de soudure des vertèbres, et mon pronostic basé sur mon expérience, avait dû laisser peu d'espoir aux parens, qui n'en ont pas moins persisté à vouloir des appareils, tant il est difficile et pénible d'abandonner l'espérance de guérir ceux que l'on aime.

ARTICLE IV.

Troisième série, de quinze à dix-neuf ans.

Les cent quarante-deux jeunes filles composant cette série m'ont offert quatre-vingt-seize doubles courbures très marquées; quelques-unes avec convexité postérieure, forte gibosité, déformation de la poitrine et du sternum, dépression des côtes dans une partie du thorax, saillie des côtes dans la paroi opposée; quelquefois la torsion du rachis a été indiquée par l'obliquité, le défaut de rapports des apophyses épineuses, et par la tension contractile des masses musculaires formées par le sacro-lombaire et très long du dos.

Dans cette série, quatre-vingt-dix-sept malades sont guéris (*je me hâte d'ajouter que chez le plus grand nombre, la difformité ne datait que de trois ou quatre ans)* ; trente-un ont obtenu un redressement incomplet, mais accompagné d'une grande amélioration dans leur santé, et quatorze sont restés dans le même état quant à la déviation. Il n'en a pas été de même pour les fonctions organiques : la tenue normale commandée par le corset déterminait un plus libre exercice des fonctions intérieures; la respiration devenait plus libre, les digestions plus faciles, et la croissance ainsi guidée s'effectuait dans une position plus rapprochée de l'état normal; en un mot, le sujet se trouvait bien de cette force que lui prêtait l'appareil. Dans cette position avancée, n'est-ce pas obtenir un avantage que d'arrêter les progrès d'une difformité ?

Je fais suivre cette statistique d'un tableau synoptique qui résume tous les faits que j'ai fidèlement et scrupuleusement observés, afin de mettre messieurs les docteurs et les parens des malades à même de déduire, comme je l'ai fait, des conséquences générales de mon travail, les applications particulières à faire de mes appareils, et leurs succès probables. Ils verront que sans se séparer à grands frais de leurs enfans, et, je ne saurais trop le répéter, sans les soumettre à une torture physique et morale ou à de cruelles et dangereuses opérations, ils obtiendront pour eux une guérison certaine, en leur conservant l'influence salutaire de l'air natal, les soins maternels, les conseils du médecin qui les a vu naître, et tout cela au moyen de mes appareils, simples, peu gênans, et à la portée de toutes les fortunes.

Tableau résumant les observations qui précèdent.

DÉSIGNATION.	NOMBRE des sujets par série.	FILLES.	GARÇONS	SUCCÈS.	1/2 SUCCÈS.	INSUCCÈS
1re SÉRIE.	148	122	26	130	8	10
2e SÉRIE.	710	680	30	628	36	46
3e SÉRIE.	142	142	»	97	31	14
TOTAUX.	1000	944	56	855	75	70

1000 (Filles + Garçons) — 1000 (Succès + 1/2 succès + Insuccès)

ARTICLE V.

Résumé.

Ainsi, dans les trois dernières années, tant à Paris que dans les provinces, j'ai vu mille déviations de la taille. Qu'on se garde de croire que j'en exagère le nombre ; pourquoi ce charlatanisme ? Appelé par messieurs les chirurgiens des hôpitaux de la capitale à fournir mes appareils, je n'ai dû leur confiance qu'aux succès qu'ils en avaient obtenus en ville. Je donnerai ci-après la liste nominale de messieurs les docteurs qui m'en ont honoré.

Dans un précédent travail j'ai acollé aux noms des médecins ceux des malades que j'avais traités sous leurs yeux ; je pense que ces citations doivent suffire, car les bornes de ce *précis* ne me permettraient pas de détailler les observations particulières d'un aussi grand nombre de faits. En trois ans *mille malades;* c'est beaucoup plus sans doute que n'en ont eu à traiter dans le même espace de temps tous les établissemens orthopédiques de Paris. En acceptant qu'une année suffise au redressement du plus grand nombre, mille malades eussent coûté trois millions aux familles. Que l'on compare cette dépense au prix de mes appareils, mais surtout que l'on compare les résultats. Combien de parens m'ont amené des enfans qui avaient séjourné deux ans dans un établissement orthopédique, et qui apprenaient de moi trop tard qu'il n'y avait rien à espérer pour leurs malades ! Il vaut mieux, je le sais, employer un moyen douteux, que d'abandonner un malade à son infirmité ; mais si cela est vrai pour l'achat d'un appareil, cela l'est beaucoup moins quand il est question de dépenser trois mille francs pour la pension d'une année dans un établissement.

Sur mille sujets livrés à l'action de mes appareils, je compte huit cent cinquante-cinq succès, soixante-quinze traitemens ayant déterminé des améliorations notables, et soixante-dix insuccès. Il est un fait incontestable et que j'avance : si j'eusse accepté sans distinction tous les malades qui m'ont été présentés pour suivre l'application de mes appareils, j'aurais obtenu des chiffres différens ; mais mon désir de perpétuer des moyens simples et faciles à diriger, me commandait cette réserve dans le choix des sujets qui m'étaient présentés, désirant avant tout n'autoriser personne à se plaindre de mes moyens.

Si j'ai tenu à cette promesse que je m'étais faite, c'est que j'étais certain de l'impuissance des meilleurs moyens orthopédiques, chez des personnes âgées ou chez celles qui portaient leurs difformités depuis fort longtemps.

CHAPITRE II.

DE LA TÉNOTOMIE, OU SECTION DES MUSCLES DANS LES MALADIES QUI SONT DU DOMAINE DE L'ORTHOPÉDIE.

ARTICLE UNIQUE.

Depuis quelques années, on a cru devoir appliquer aux déviations de la taille un procédé de médecine opératoire employé avec succès dans le traitement des pieds-bot; je veux parler de la *section des muscles et tendons rétractés*. Loin de moi la pensée de vouloir résoudre, *à priori*, cette question de pratique qui a soulevé plusieurs opinions contradictoires émises dans le sein de l'Académie de Médecine, même d'en aborder la discussion.

Je me bornerai seulement, comme mécanicien-orthopédiste qui a étudié la mécanique vivante, à apprécier la somme de résistance permanente des muscles du dos rétracté, et à dire :

Que cette résistance est d'assez peu d'importance dans l'action du redressement des déviations du rachis; que dans le cas où elle a paru la plus forte, la plus tenace, mes bandages ont suffi, à l'aide des exercices du treuil, pour obtenir en quelques semaines un allongement des fibres musculaires, lequel, acquis graduellement, nous a toujours paru plus avantageux, et d'ailleurs moins cruel que celui obtenu par la section des muscles, opération utile, indispensable, lorsqu'il s'agit de l'appliquer aux tendons des membres thorachiques ou abdominaux, aux insertions des sterno clédo mastoïdiens, dans les torticolis congéniaux ou anciens; mais, je ne crains pas de le dire, tout-à-fait inutile dans les déviations de la colonne épinière.

Les praticiens jugeront; un très grand nombre a déjà prononcé. Comment, en effet, avant la section des muscles, serait-il possible de s'assurer que leur rétraction est la seule cause des courbures de l'épine ? Comment savoir avant si les vertèbres immobiles et déviées pourront se redresser et reprendre leur mouvement normal après ? Et quel est le médecin qui, dans cette incertitude, oserait conseiller à un client de soumettre son enfant à une opération de cette nature, quand il connaîtra un moyen, plus assuré, d'arriver au but ? J'ai trop de confiance dans la sagesse des médecins pour croire qu'ils accepteront sans autre garantie que ce qui en a été dit, cette opération dont la moindre réflexion démontre l'inutilité et les dangers, si on la pratique sur les muscles du rachis.

Déjà un grand nombre de praticiens des provinces sont revenus de cette erreur, qui consistait à croire que tous les moyens de guérison des difformités étaient concentrés dans l'intérieur de quelques maisons orthopédiques de la capitale, hors desquelles il n'y avait point de salut. Chaque famille ou pension peut avoir aujourd'hui son établissement orthopédique privé ; il lui suffit pour cela des soins de son médecin, et de bons appareils.

Pour être à la disposition des médecins et chirurgiens de tous les points de la France, et même de l'étranger, j'ai refusé de grands avantages offerts pour monopoliser mon travail, mes perfectionnemens progressifs, au profit de quelques établissements.

Plus de deux cents médecins, plus de mille familles ont employé mes appareils. L'expérience m'a appris que dans toutes les circonstances où les parens n'ont pas cru devoir faire un secret du traitement de leurs enfans, ils se sont plus à faire connaître mes moyens, à les recommander, à les faire accepter ; ce qui est dire assez que la propagation de mes appareils a été due à leurs succès dans des maladies très apparentes, et qui, comme le traitement, avaient déjà le public dans la confidence.

CHAPITRE III.

DU TRAITEMENT MÉCANIQUE DES DÉVIATIONS DE LA TAILLE.

ARTICLE PREMIER.

Appareils et Descriptions du Corset contentif appliqué dans les Déviations naissantes de la taille.

Fig. 1.

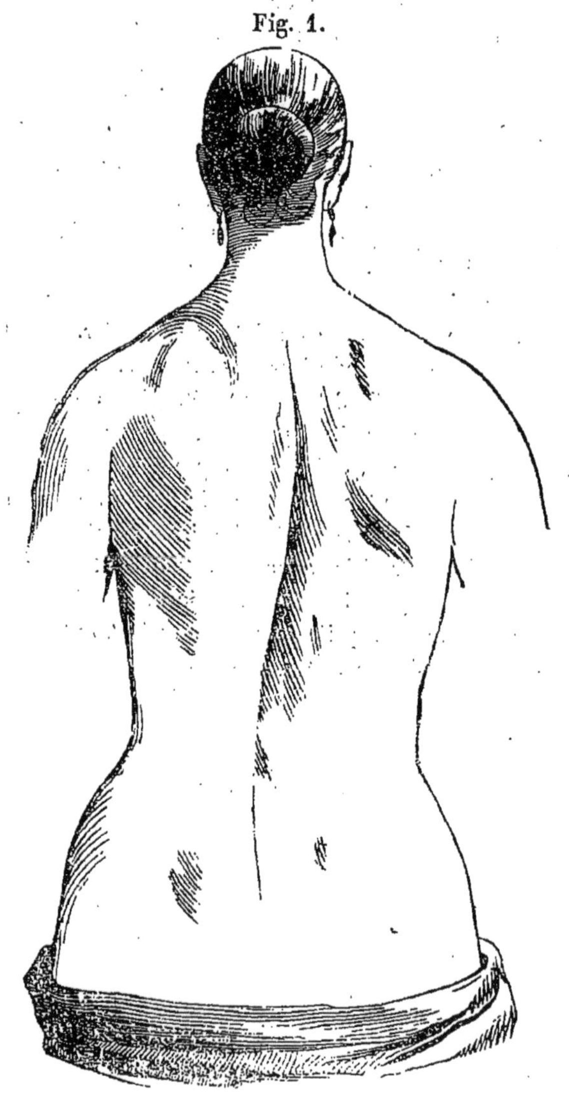

La déviation retracée (fig. 1.) fera connaître l'action du corset contentif, et quand on saura que des maladies de cette nature se réduisent sans le secours d'autres appareils, et sous la seule influence d'une application rigoureuse, on négligera moins de recourir à l'orthopédie. Cependant comme il n'est pas toujours possible de faire cesser la maladie par l'application de ce corset seul, et que le mal, sous les apparences de cette esquisse, peut opposer une résistance très active, il est prudent de l'appliquer aussitôt qu'il se dessine, pour éviter de recourir à l'appareil de nuit, décrit fig. 7, page 20.

CORSET CONTENTIF.

VU DERRIÈRE.

Fig. 2.

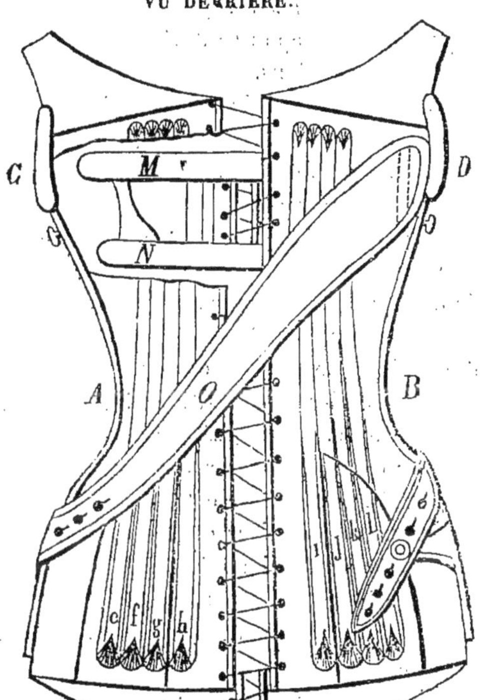

A et B. Tuteurs placés verticalement sous chaque bras.

C et D. Supports mobiles dans le travail du bras en avant ou en arrière; leur mécanisme donne cette mobilité nécessaire à tous les mouvemens, et les progrès de la croissance sont possibles pour 7 et 8 centimètres dans la longueur du thorax.

e f g h i j k l. Ressorts qui longent de chaque côté la colonne épinière dans toute la longueur de ses déviations.

M et N. Barrettes transversales.

O. Courroie agissant de droite à gauche.

L'action de ce corset consiste à soutenir le poids de la partie supérieure du corps, et à le reporter sur le bassin par les tuteurs A et B.

Les supports C et D n'agissent pas de manière à soulever les bras; ils sont à distance de l'aisselle, et ne peuvent comprimer les artères axillaires ou brachiales; leur effet a lieu sur le thorax, qui se trouve soutenu par la forme particulière du mécanisme.

Le travail principal de ces supports, est de rappeler au parallélisme les épaules et le bassin; ils guident plus qu'ils ne supportent. Ils servent encore au développement de la poitrine par le *serrement* journalier de ce corset, qui tend à reporter le bras en arrière, à ouvrir la poitrine, et à diminuer la surface du dos.

Les ressorts *e f g h i j k l* rappellent la colonne vertébrale à son état normal, en la repoussant vis-à-vis les convexités, et en laissant libres les incurvations.

Les barrettes M N ont pour but de réunir les quatre ressorts du côté droit, et de former, par leur rapprochement, une plaque métallique en face des courbures, et obtenir par cela plus de résistance. A l'intérieur, un coussin recouvre ces ressorts, et on en augmente le volume dans la proportion du redressement. Ces mêmes ressorts, en se prolongeant sous le côté gauche du corset, ont pour mission de maintenir à distance de l'incurvation le côté qui ne doit avoir aucun contact avec le corps. On comprendra que les deux ressorts M N ne sont visibles que par la coupure faite au dessin, dans le but de mieux comprendre leur position. La courroie O ramène de de droite à gauche le corps disposé par la nature de la déviation à s'incliner à droite; cette action ajoute encore à la pression du corset sur la saillie. Le point d'appui de cette courroie existe par un bouton fixé au bas du tuteur gauche; et c'est en passant sur la hanche, plus forte de ce côté, que la courroie tend à diminuer la difformité.

Dans le seul travail de cette courroie, ne lit-on pas ce principe de la décomposition des forces si universellement connu : *la puissance, la résistance, le point d'appui?*

Le travail de la courroie représente *la puissance*. La colonne vertébrale agissant dans un sens tout opposé à la puissance, est ici *la résistance*. Le bassin sur lequel se trouve fixé le bouton de rappel, est *le point d'appui*.

Pour rendre invariablement fixe ce point d'appui, et prêter une plus grande force au corset, j'ai, dans le cours de l'année dernière, ajouté au bas des tuteurs une ceinture en acier qui enveloppe circulairement le bassin. Comme je me suis bien trouvé de cette addition, je la mentionne, d'autant plus qu'elle n'existe pas sur le dessin. Ce corset, comme tissu, ne diffère en rien des corsets ordinaires. La coupe en est symétrique et appropriée au libre exercice des fonctions organiques; il laisse beaucoup plus libre la taille, qui peut croître plus à l'aise que dans les corsets ordinaires.

La 2ᵉ vue du corset aidera à l'intelligence de cette description.

CORSET CONTENTIF.

VU DEVANT.

Fig. 3.

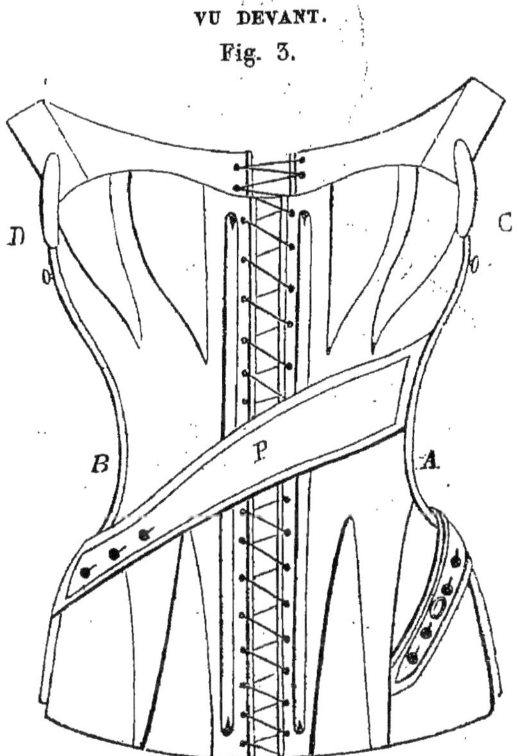

P. Courroie servant à maintenir le développement des fausses-côtes du côté gauche dans les déviations à droite.

Un moyen de laisser la poitrine à l'aise est nécessaire, surtout lorsqu'il s'agit de jeunes sujets. J'ai répondu à ce besoin, en établissant une *laçure* devant, qui ne servira qu'à rendre de la largeur à cette partie de l'appareil. Il est remarquable en cela qu'aucune partie mécanique n'agit devant, de manière à empêcher le libre exercice des mouvemens organiques, et que des tissus élastiques sont disposés vis-à-vis les seins et la poitrine pour n'en point gêner le développement.

ARTICLE II.

Du Corset redresseur appliqué dans les déviations avancées de la taille.

Fig. 4.

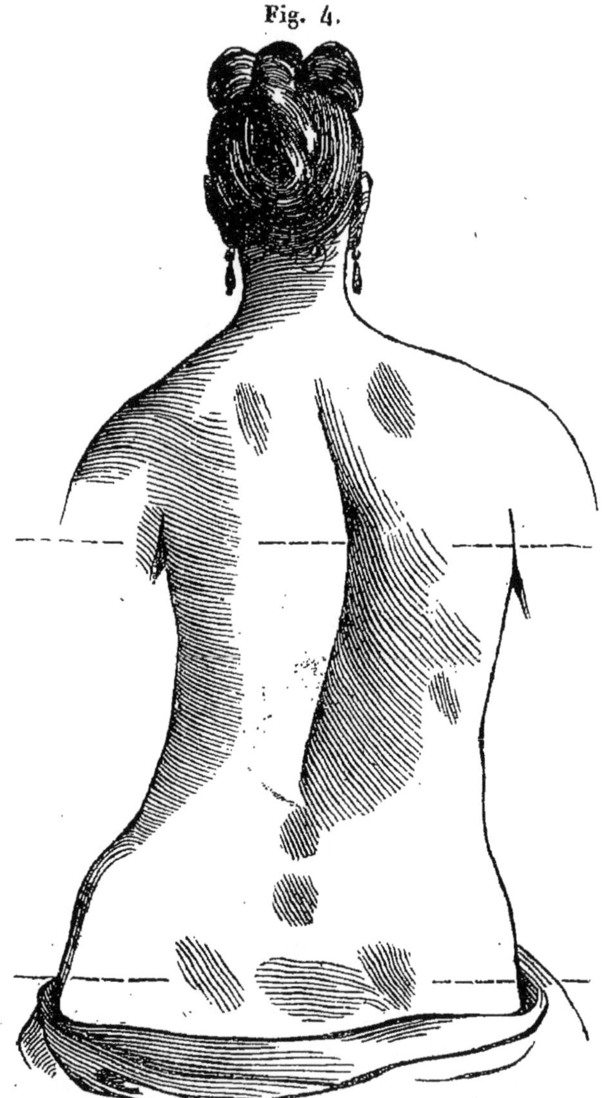

Le cas de déviation retracé par la fig. 4, lorsqu'il appartient à un sujet de plus de douze ou quatorze ans, ne peut se traiter avantageusement que par le corset redresseur dont le dessin suit.

DU CORSET REDRESSEUR.

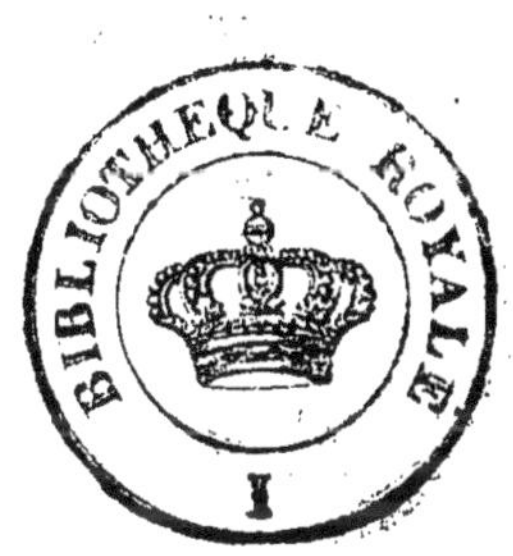

CORSET REDESSEUR, VU DERRIÈRE.

Fig. 5.

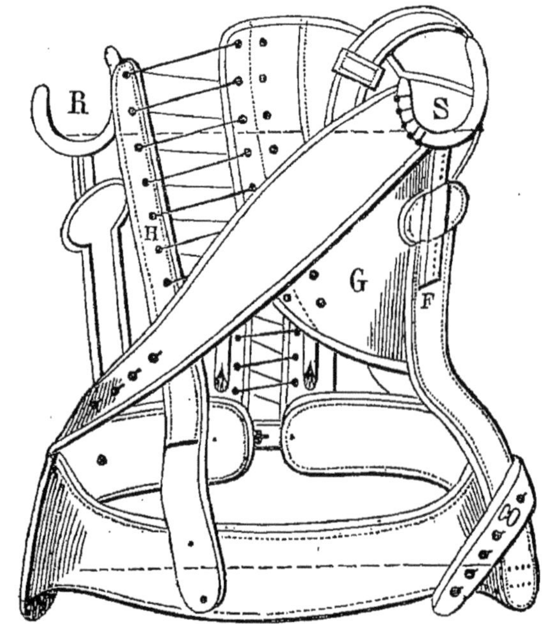

CORSET REDRESSEUR, VU DEVANT.

Fig. 6.

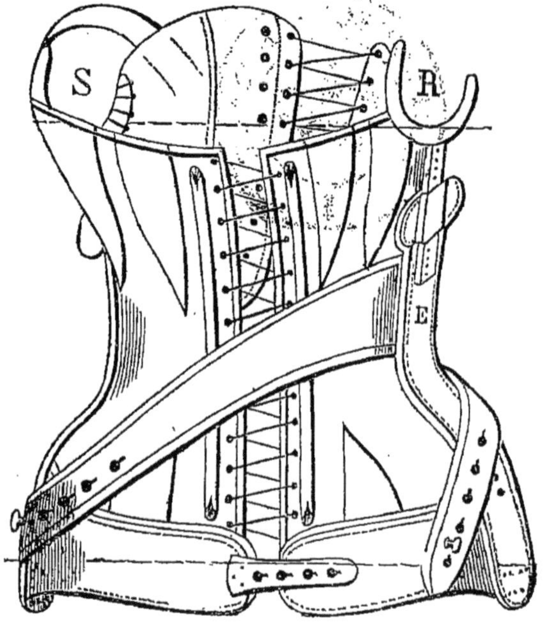

Cet appareil compte, comme le précédent, deux tuteurs E et F, deux supports forme croissant R et S.

Une ceinture qui enveloppe le bassin et qui sert de point d'appui au mécanisme du corset.

Une tige de rappel H, fig. 5.

Une plaque de pression G, même figure.

Dans son ensemble, l'action de ce corset est plus puissante; fixée sur le bassin, la ceinture surmontée de ses tuteurs, vient en aide à la colonne vertébrale d'une manière tellement sensible, qu'ainsi portée, l'extension produite donne instantanément un allongement sensible de la taille; c'est après bien des expériences concluantes que j'avance ce fait.

Ainsi, un sujet dévié a immédiatement un centimètre et demi, et quelquefois deux de plus lorsque le corset est en place; cette différence suit la proportion de la courbure. Tout cet accroissement n'est pas seulement attribué à l'extension des tuteurs, mais bien aussi à la pression produite sur la gibbosité par la plaque G qui enveloppe toutes les côtes déplacées par la déviation. Cette pression, comme il est facile de le comprendre, a lieu par le *serrage* gradué qui réunit cette plaque à la tige H; si l'on arrive à réunir ces deux parties par le travail journalier de ce corset, on coupe la première rangée d'œillet de la plaque G, pour se servir de la deuxième; on coussine le dessous dela plaque pour remplacer les côtes qui cèdent sous l'empire de cette pression.

J'ai remarqué qu'en présentant une résistance plus forte, la plaque G fonctionnait avec plus d'efficacité; j'ai successivement mis un petit ressort, puis deux, enfin trois; et aujourd'hui j'ai obtenu de bien plus grands avantages en leur substituant une forte lame d'acier au milieu de deux petites. Cette amélioration, je la mentionne pour ne rien laisser ignorer des additions que m'a suggérées mon travail.

J'ai remplacé la courroie-épaulette du support S, fig. 5, par une autre courroie traversant obliquement le dos, pour se boutonner au bas du tuteur gauche. Cette courroie réunit à l'avantage de faire baisser l'épaule droite, celui d'ajouter en passant sur l'épaule forte une pression avantageuse.

J'ai aussi ajouté de la fixité à la ceinture, en l'élargissant pour mieux emboîter les hanches. Pour une double courbure à combattre, il y aurait à droite de la ceinture, fig. 5, une tige de rappel semblable à celle du côté gauche, et dont la hauteur serait déterminée par la deuxième courbure, occupant presque toujours la région lombaire.

Une autre plaque à gauche semblable à la plaque G.

Comme dans le corset contentif, l'application tend au développement.

ARTICLE III.

De l'Appareil de nuit employé dans les déviations de la taille.

Les appareils qui précèdent sont tous appelés à fonctionner dans la position verticale. Comme cette position n'existe que la moitié du temps, il fallait, pour conserver le mieux acquis pendant la journée et rendre constantes les dispositions au redressement; il fallait, dis-je, employer un appareil qui dispensât de la torture des lits mécaniques. Tout en réunissant de plus grands avantages que ces derniers, la position horizontale aide par elle-même au redressement, malgré ses dangers, lorsqu'elle est trop prolongée. Il faut donc ajouter à son efficacité par un mécanisme contentif.

Tel est mon appareil de nuit, qui a été l'objet de bien des combinaisons de ma part. Travail fructueux qui m'a donné les résultats les plus satisfaisans, et qui, par sa simplicité, saura se faire apprécier. J'en soumets le dessin et la description.

APPAREIL DE NUIT.

Fig. 7.

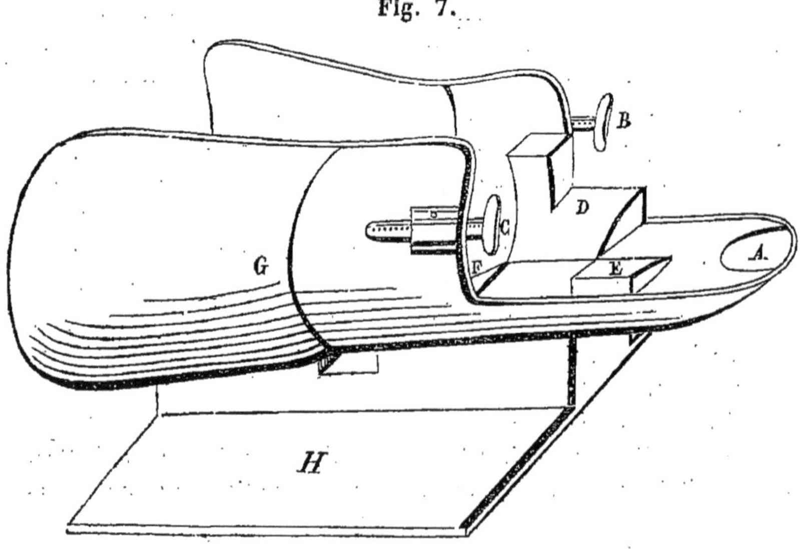

H. Planche servant de base à l'appareil.

G. Emplacement du bassin.

B et C. Tuteurs servant d'appui et de guide aux bras.

A. Emplacement concave réservé à la tête.

D. Coussin en forme de coin, destiné à repousser l'épaule forte et les côtes dorsales, côté droit.

E. Autre coussin pour élever le buste au-dessus de la concavité.

F. Autre coussin pour appuyer la courbure lombaire de gauche à droite.

Dans son ensemble, cet appareil présente pour longueur totale, à peu près celle de la colonne épinière; et pour grosseur celle du corps.

Les parties intérieures, à l'exception des coussins, sont garnies de crin, recouvert d'une peau très souple.

Pour se placer dans cet appareil, il suffit de l'ouvrir en faisant un petit effort avec les mains; on s'y place de manière à avoir les bras appuyés sur les tuteurs. La partie supérieure des crêtes iliaques correspond alors à la capacité G. La colonne vertébrale se trouve tendue entre ces deux points; de l'autre côté les saillies thorachiques reposent sur celles correspondantes à l'appareil, et la forme étudiée des coins, établit un plan incliné qui reporte par le seul poids du sujet la colonne du côté opposé, là où se trouve un vide complet qui ne s'opose en rien au développement normal.

Ce qu'il faut étudier dans la confection de cet appareil, c'est l'angle d'inclinaison des coussins, et les points de contact avec le corps; de plus, la distance du point C au point G toujours proportionnée à la longueur de la taille.

Quelques courroies entretiennent les formes de l'appareil et imposent au sujet une tenue normale. La vue de cet appareil donnera bien, je l'espère, une idée de sa simplicité, et en même temps du résultat que l'on peut en attendre. La facilité avec laquelle les jeunes sujets s'habituent à s'y coucher, apprend mieux que tous les raisonnemens possibles le peu de gêne qu'ils en éprouvent.

J'ai choisi : 1° à équilibrer les forces musculaires; 2° à tendre la colonne dans sa partie déviée; 3° à comprimer les gibbosités. C'est là, je suppose tout ce qu'il était possible de faire, et j'ai résolu ce problème sans gêner les malades. Je ferai remarquer aussi que le poids du corps étant le seul moteur du travail, cela explique la régularité d'action de ce simple mécanisme; les bras se trouvant élevés au-dessus du lit par l'appareil, deux coussins non figurés se placent de chaque côté sur le lit ordinaire, siège de cet appareil.

ARTICLE IV.

Du Treuil gymnastique employé dans les déviations anciennes seulement, pour dilater et tendre à l'équilibre du système musculaire

J'ai fait depuis trois ans un fréquent usage de cette machine comme moyen auxiliaire au redressement des difformités de la taille; mais je n'ai pas cru, comme on le conseillait anciennement, devoir borner son action à l'exercice du bras opposé à la convexité, parce que si la contraction répétée des muscles de ce membre en augmente la tonicité, la force; l'action répulsive du membre opposé, en repoussant la saillie des vertèbres, contribue aussi à ramener l'état normal. J'ai eu souvent la satisfaction de voir durant l'exercice de cet appareil, des déviations du rachis de trois et quatre centimètres s'effacer presque entièrement.

Il ne suffit pas de tourner la manivelle; il faut éprouver de la résistance dans le mouvement de rotation qu'on lui imprime, sans cela, ce moyen serait de nul effet. Il faut donc pour rendre le treuil profitable au redressement, serrer chaque jour un peu plus les vis, pour augmenter graduellement la résistance, et avec elle la force musculaire qui doit en triompher.

TREUIL GYMNASTIQUE,

Fig. 8.

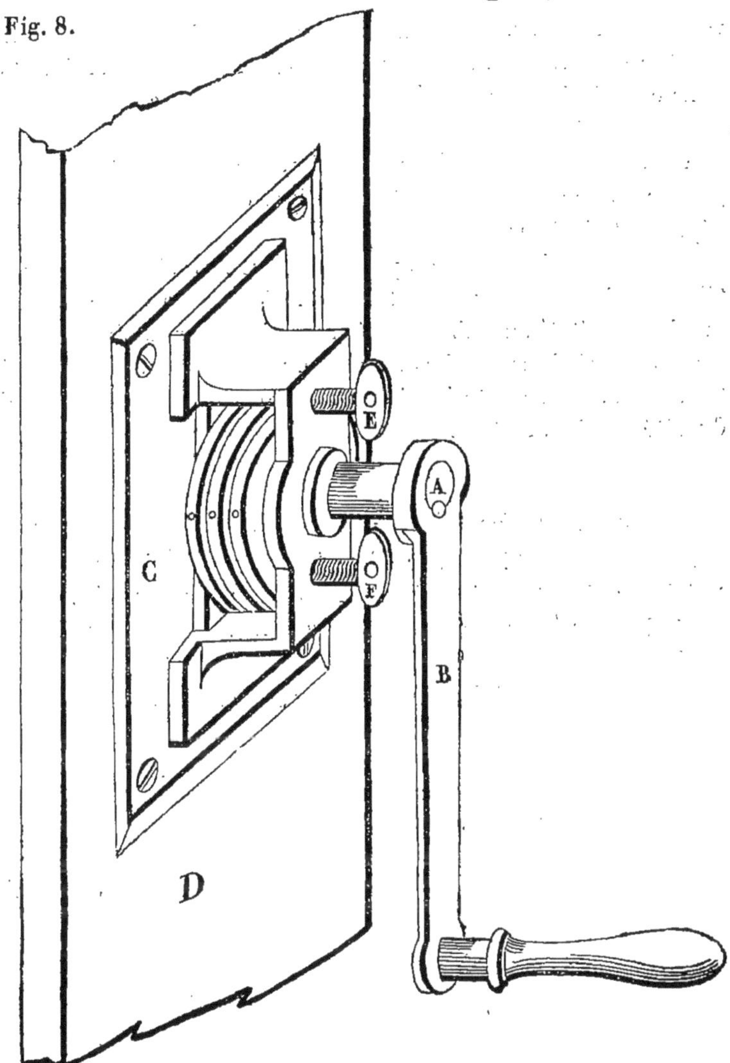

D. Planche fixée sur le mur et recevant le treuil qui s'y trouve attaché par quatre vis visibles aux quatre angles de la plaque C.

A. Arbre horizontal portant trois plaques circulaires en acier marquées ooo, et intercalées de deux autres plus minces en cuivre rouge.

E et F. Vis de pression déterminant par leur serrage une plus grande résistance.

D. Manivelle mettant en mouvement l'arbre horizontal, et avec lui les rondelles intermédiaires.

Cette machine se fixe à la hauteur des épaules du sujet qui doit s'en servir, et c'est le point A, centre de rotation, qui doit se trouver à cette hauteur. Les deux bras concourent à mettre alternativement la manivelle en mouvement, selon la nature de la déviation.

Le côté droit, dans les déviations à droite, prend la manivelle dans la position horizontale et en avant, pour la pousser à un point diamétralement opposé de la circonférence qu'elle décrit; le bras gauche la reprend alors en tirant à lui, et la ramène au point de départ, et ainsi de suite.

Ce travail du bras droit en poussant, correspond à la colonne vertébrale qui se déplace pendant l'effort, diminue sa saillie, et se rapproche de l'état normal. De cette répulsion du bras droit, de cette traction par le bras gauche, résulte un redressement momentané de la colonne, et par suite un allongement des puissances musculaires du côté de l'incurvation.

ARTICLE V.

Quelques mots sur le résultat des appareils précédens.

En reproduisant l'esquisse fidèle de quatre déviations assez caractérisées, qui ont subi les bons effets des appareils retracés plus haut, je crois répondre à tout ce que l'on peut réclamer de cet exposé.

DÉVIATION A GAUCHE.

Fig. 9.

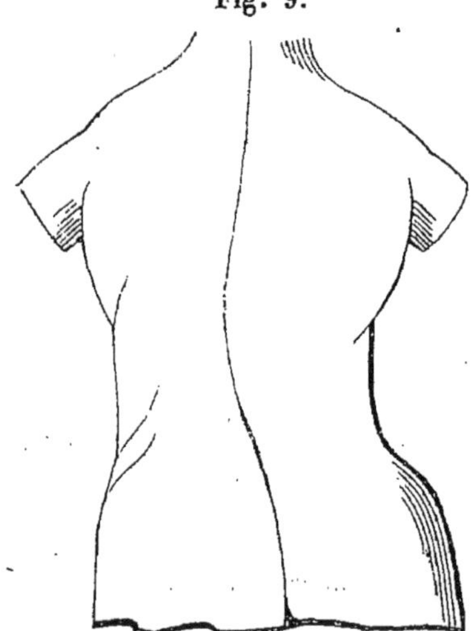

M. Dejaghre, âgé de 12 ans, à Wâzemmes (Nord).

Appelé à faire suivre l'application de mes appareils à ce jeune garçon, j'appris que sa vie entière n'avait été qu'une longue maladie; que le défaut d'équilibre de la taille l'obligeait à un repos presque continuel; que les jeux de son âge, en un mot, l'exercice, devenait chaque jour plus impossible. A cette inaction vitale, ajoutez un appétit capricieux et des digestions difficiles. Tel était le portrait que les parens et les médecins qui l'ont vu et traité m'avaient fait de cet enfant.

C'est le 18 août 1840 que les appareils furent appliqués ; il y avait pour le jour un corset redresseur, et pour la nuit un appareil semblable à celui décrit fig. 7, page 20.

L'application la plus régulière fut suivie pendant trois mois; j'ai revu cet enfant le 26 novembre. Trois mois et dix jours après, il n'y avait plus rien de cette maladie, qui semblait devoir compromettre l'existence du sujet. La difformité retracée fig. 9 avait cédé à l'influence des deux appareils, et la tenue normale a été le résultat de ce traitement, que l'on continue avec moins de rigueur pour entretenir les avantages obtenus.

DÉVIATION A DROITE.

Fig. 10.

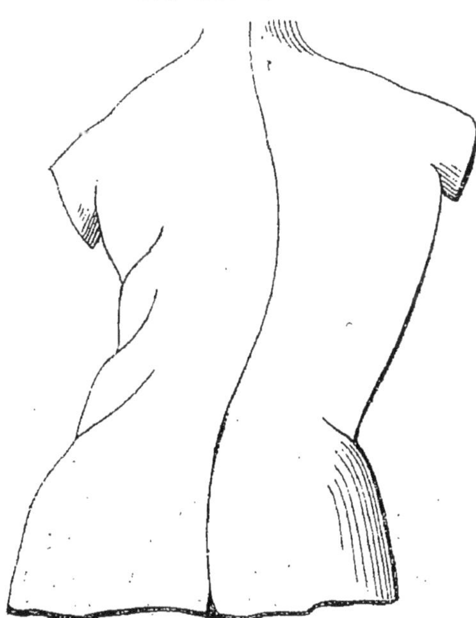

Mademoiselle Gobinat-Drouineau (d'Arcis-sur-Aube), âgée de 15 ans, redressée en neuf mois, dans le cours de l'année 1840.

Il en était de ce sujet comme du précédent : santé généralement mauvaise ; avec le redressement, la santé soumise aux agens thérapeutiques a successivement gagné. Aujourd'hui, un simple corset contentif entretient l'état normal déterminé par l'appareil de nuit et le corset redresseur. Pendant le traitement, cette jeune personne a rendu tous les services que l'on pouvait attendre de son âge, comme demoiselle de boutique. Ses parens sont épiciers dans la petite ville d'Arcis, où je compte, sans mademoiselle Gobinat, six cures du même genre obtenues dans l'espace de dix-huit mois.

DOUBLE DÉVIATION.

(*A droite région dorsale, et à gauche région lombaire.*)

Fig. 11.

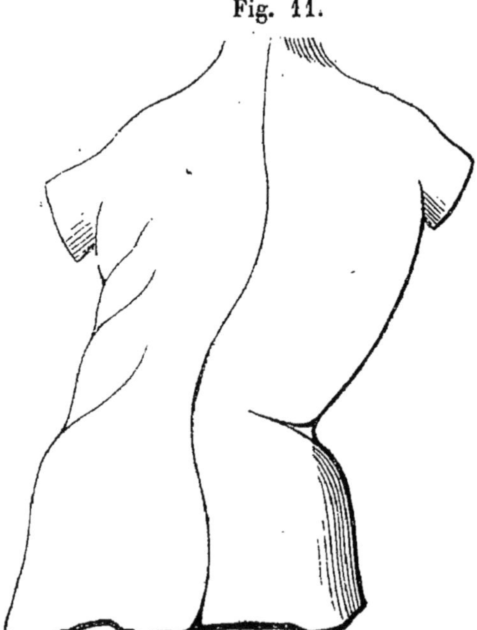

Mademoiselle Mérie, de Lille, âgée de 15 ans et demi.

Traitée par le corset redresseur et l'appareil de nuit, du 1er janvier 1840 au 17 août même année, et guérie à cette date.

Une toux continuelle et violente, prenait chaque jour plus d'intensité. Le docteur, qui connaissait le sujet pour *très sain*, et qui, par l'*oscultation, n'avait pu découvrir aucune lésion organique du poumon,* ne put, comme moi, qu'attribuer à la déformation de la poitrine, produite par la déviation du rachis, ce symptôme inquiétant; son diagnostic ne tarda pas à se justifier. Quinze jours après l'emploi de mes appareils, le buste était un peu redressé, les saillies formées par les côtes et le sternum avaient diminué, et la toux, qui avait résisté aux moyens hygiéniques, a disparu sans retour.

DÉVIATION A DOITE.

Avec gibosité très prononcée des côtes dorsales de ce côté.

Fig. 12.

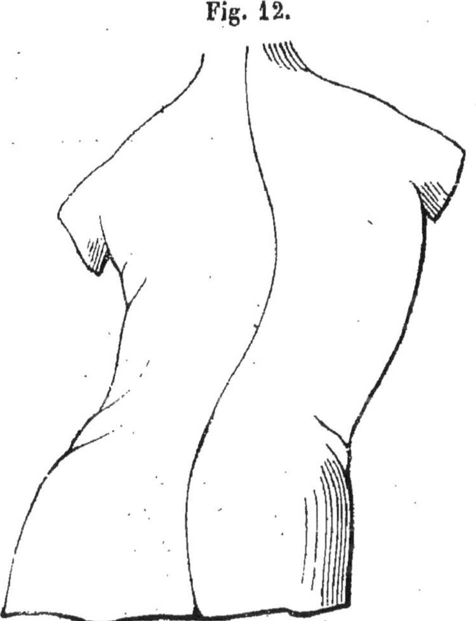

Mademoiselle P...., de Niort, docteur de Bourdeaux, de Chefboutonne (Deux-Sèvres), âgée de 17 ans et 3 mois.

Cette jeune personne, amenée à Paris, me fut présentée vers le 10 mai 1840, pour établir les deux appareils que conseillait le docteur.

Je reçus, le 28 août suivant (trois mois et demi après la première application), avis que le traitement touchait à sa fin; M. le docteur lui-même avait constaté le redressement de la colonne, et on se bornait alors à l'usage du corset contentif pour conserver les dispositions normales, jusqu'à un âge plus avancé.

Je pourrais continuer ces citations qui toutes viendraient appuyer et recommander les procédés de ma maison ; je m'arrêterai aux derniers renseignemens que j'ai reçus d'un M. *Héraud-Dupalis*, docteur médecin, qui m'écrit de *Saint-Vaulry*, à la date du 25 janvier 1841.

Monsieur,

Vous m'avez témoigné, dans votre dernière lettre, le désir de connaître le résultat de l'emploi de votre corset. Le succès a beaucoup surpassé mon attente ; cette petite fille si maigre, si frêle, si courbée, d'une constitution si peu développée pour son âge, c'est aujourd'hui une très belle femme, forte, robuste. La colonne vertébrale est presque droite et revenue à son état normal ; l'épaule droite ne fait plus saillie. Son embonpoint est remarquable, sa taille a acquis un accroissement de plus de quatre pouces et demi, et tout cela dans l'espace de moins de cinq mois ; c'est à ne pas y croire. Grâce vous soit rendue ! . . . .

CHAPITRE IV.

De la Ceinture hypogastrique, employée plus particulièrement dans le déplacement de l'utérus.

ARTICLE UNIQUE.

Cette ceinture, que j'ai inventée il y a trois ans, fut d'abord établie pour une dame qui avait une chute complète de la matrice, qu'aucun pessaire ne pouvait contenir. Les pessaires trop petits étaient sans action ; plus gros, ils occasionnaient des douleurs de vessie, et de rectum. Je pensai, dès lors, qu'il ne me restait qu'un moyen de soulager la malade, c'était de supporter par un bandage le poids des viscères abdominaux, d'autant plus que cette dame avait beaucoup d'embonpoint.

Le succès dépassa mes espérances : la matrice ne sortit plus. Je fis part de cet heureux résultat à plusieurs docteurs célèbres, qui, comme moi, dès le principe, ne s'attendaient à trouver dans ma ceinture hypogastrique qu'un moyen de soulagement, et qui furent agréablement surpris en y rencontrant un moyen de guérison.

Dès lors les pessaires devinrent sans emploi à la grande satisfaction des dames, dont la pudeur avait à souffrir du placement de ces bandages, comme les organes de leur présence. En effet, que d'accidens, que de dangers, que de douleurs n'ont-ils pas occasionnés? MM. Marjolin, Velpeau, et beaucoup d'autres, m'ont fait placer dans le courant des années 1838 et 1839, cent cinquante ceintures hypogastriques. Dans l'année 1840, j'en ai placé environ dix-huit cents. Cette quantité considérable n'étonnera pas, quand on saura combien est grand le cas de maladies de matrices. Il est tel à Paris, que chaque médecin occupé en a plusieurs en traitement.

La ceinture hypogastrique est donc indispensable dans tous les cas de déplacement de matrice, dans l'hypertrophie de cet organe, qui succède à de nombreuses grossesses ou à des accouchemens laborieux, dans les engorgemens simples ou douloureux du col utérin, dans les ulcérations.

On conçoit aisément qu'un organe malade, pressé par son fond, appuyé sur son col, doit souffrir d'autant plus que ce col qui est malade, est plus comprimé par la masse des intestins, et qu'en supportant cette masse, le soulagement est certain et immédiat. La ceinture peut être employée comme moyen hygiénique. Elle est propre à prévenir les maladies de matrice, comme elle est efficace pour les guérir. Beaucoup de dames, dès qu'elles ressentent des douleurs dans cet organe, des pesanteurs dans le fondement, en font usage. Elle a remplacé pour un grand nombre les ceintures nécessitées parle volume du ventre, par l'écartement de la ligne blanche, et par la hernie de la vessie ou des ovaires. L'application doit en être faite au lit, avant de quitter la position horizontale. La plaque vissée dans cette position exerce au-dessus des pubis, une pression de bas en haut, et d'avant en arrière, qui décharge le fond de l'utérus du fardeau des intestins, et conserve même ces avantages dans tous les mouvemens de la position verticale. Beaucoup de douleurs abdominales sans causes bien précisées, ont été guéries par ce système de contention.

CEINTURE HYPOGASTRIQUE.

Fig. 13.

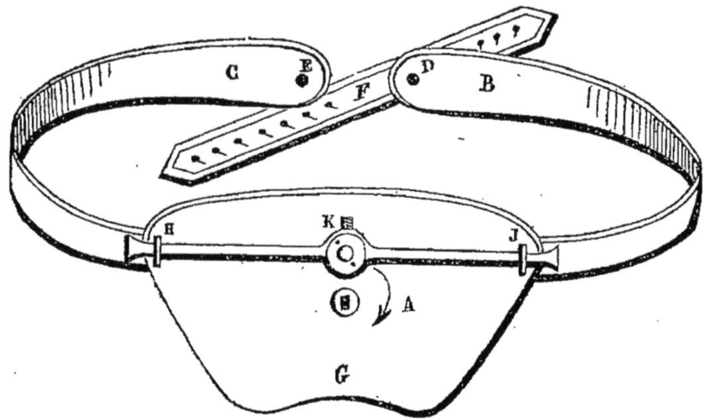

G. Plaque coussinée agissant sur l'hypogastre.
C et B. Deux ressorts également coussinés qui entourent le bassin.
F. Courroie qui réunit les deux ressorts C et B aux points E et D.
K. Centre de rotation de la plaque G sur les ressorts C et B.
H et J. Deux petites brides maintenant à distance les ressorts de la plaque.
A. Flèche désignant la direction dans laquelle doit tourner la clé qui met en mouvement le mécanisme de la plaque pour agir sur la région hypogastrique, de bas en haut et d'avant en arrière.

CHAPITRE V.

DU TRAITEMENT DES MEMBRES ABDOMINAUX.

ARTICLE PREMIER.

Du Pied-bot.

Autant je me suis montré contraire à toute opération, à toute section des muscles du tronc dans les déviations de la colonne vertébrale, autant je reconnais l'incontestable puissance de la chirurgie dans le traitement du pied-bot. Je me reprocherais de ne pas applaudir à ses succès, de ne pas suivre ses progrès, et de ne pas m'y associer par l'emploi de mes moyens mécaniques.

Appelé par les plus habiles opérateurs de la capitale à confectionner les appareils pour contenir les membres après la section sous-cutanée des tendons, j'ai pu me convaincre que si l'habileté des chirurgiens était un point important des traitemens, de la bonne confection de l'appareil dépendait surtout son plein succès.

J'ai donc mis tous mes soins à réunir dans un seul appareil les trois agens mécaniques qui suffisent au redressement complet du *varus* le plus compliqué. Je le dis avec satisfaction et sans crainte d'être démenti. Je joins ici la description et le dessin de cet appareil; sa connaissance rendra les opérateurs plus hardis, en province surtout, où, faute de cet auxiliaire, ils échouent si souvent.

VARUS PIED DROIT,

Traité avec succès à l'aide de l'appareil retracé fig. 15.

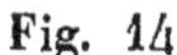

Fig. 14.

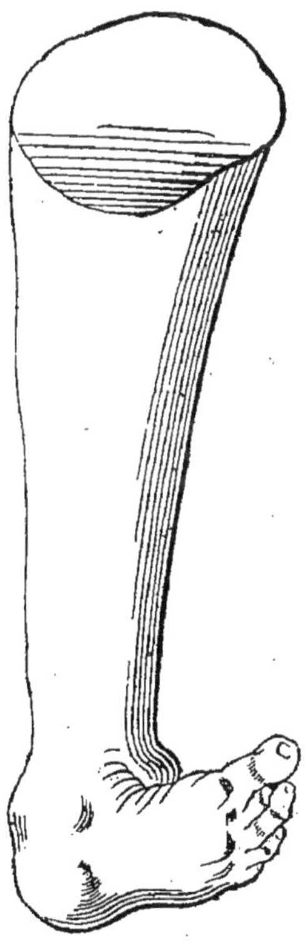

APPAREIL

APPLICABLE APRÈS LA SECTION,

vu dans l'état normal du membre.

Fig. 15.

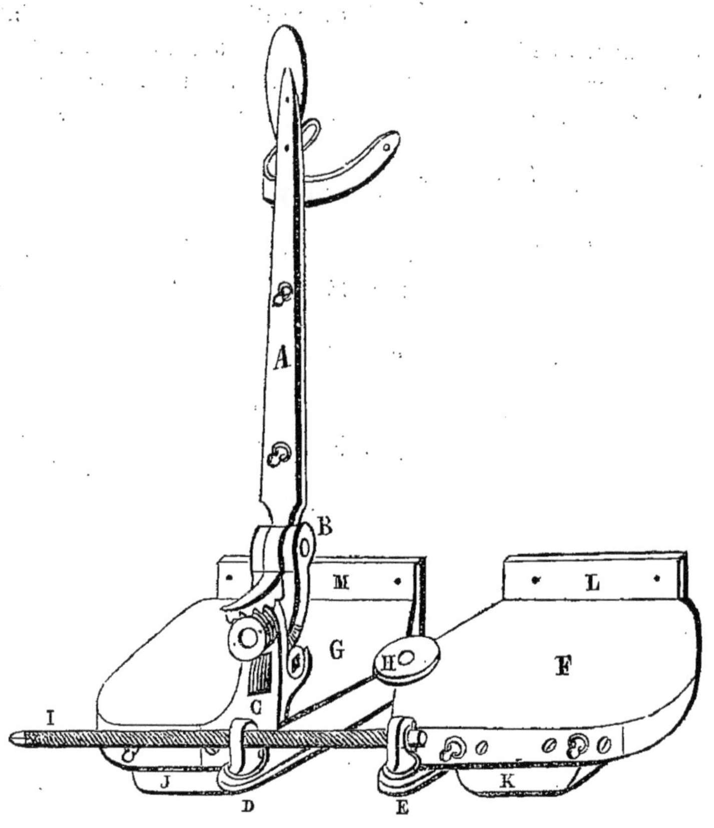

G et F. *Fig.* 15, représentent les deux parties qui forment la semelle de l'appareil.
A. Tige d'acier qui longe le tibia.
B. Pièce mobile dentée servant de pivot à la tige A.
C. Pièce support de la vis sans fin, visible au-dessus de cette lettre.
D. Support taraudé pour la vis.
E. Support non taraudé servant de buttoir à la vis.
I. Vis mettant en mouvement les deux parties de la semelle.
J. et K. Parties de liége destinées à la marche.
M et L. Pièces de tôle retenant le pied sur la semelle.

Un nombre assez grand de courroies s'ajuste à cet appareil pour fixer le pied sur la semelle et la tige sur la jambe; je ne les ai point figurés pour laisser le mécanisme à nu. Les coussins qui sont nécessaires à l'application ne sont pas non plus retracés.

L'appareil pour se poser après les opérations faites, prend une position toute différente de celle qu'il a *fig.* 15. D'abord la plante du pied, *fig.* 14, est contournée en dedans, de manière à former avec le talon un angle droit; la semelle doit prendre cette direction. C'est en tournant la vis I, que l'on éloignera les points D et E, de manière à rapprocher L de M. Il restera à placer dans la direction de la jambe la tige A, et cela en tournant la vis qui dirige l'engrenage de cette même tige, de manière à la placer perpendiculaire sur la pièce B. Comme aussi la plante du pied ne se trouve pas perpendiculaire à la jambe, on obliquera à gauche la tige A, par la vis visible au-dessus du point C, et chaque jour on fera faire aux trois actions mécaniques qui luttent contre la maladie, un pas vers la position normale; on dépassera même cette position pour donner plus d'élasticité aux muscles rétractés. A la suite, on ordonnera une chaussure contentive qui devra succéder pendant au moins une année au redressement.

ARTICLE II.

Des déviations fémoro-tibiales et tibio-tarsiennes internes ou externes.

Le pied-bot n'est pas la seule maladie consistant dans un déplacement des rapports naturels des surfaces articulaires, que l'on ait à traiter dans les membres abdominaux; un grand nombre d'autres, moins importans à traiter d'abord, surgissent dans le jeune âge, et c'est contre ces anomalies organiques ou ces lésions accidentelles si fréquentes, que l'art de la mécanique a été appelé à proposer les moyens en son pouvoir. Ce n'est pas sans quelques avantages que cette tâche a été remplie, surtout depuis quelques années.

Les chirurgiens ont pu voir avec quelle rapidité les progrès se sont succédés; aussi il est résulté de là qu'on ne conteste plus l'influence de la mécanique dans ces maladies.

Je me fais un devoir de retracer le dessin de l'appareil principal, celui duquel dérivent ceux appropriés à des maladies secondaires.

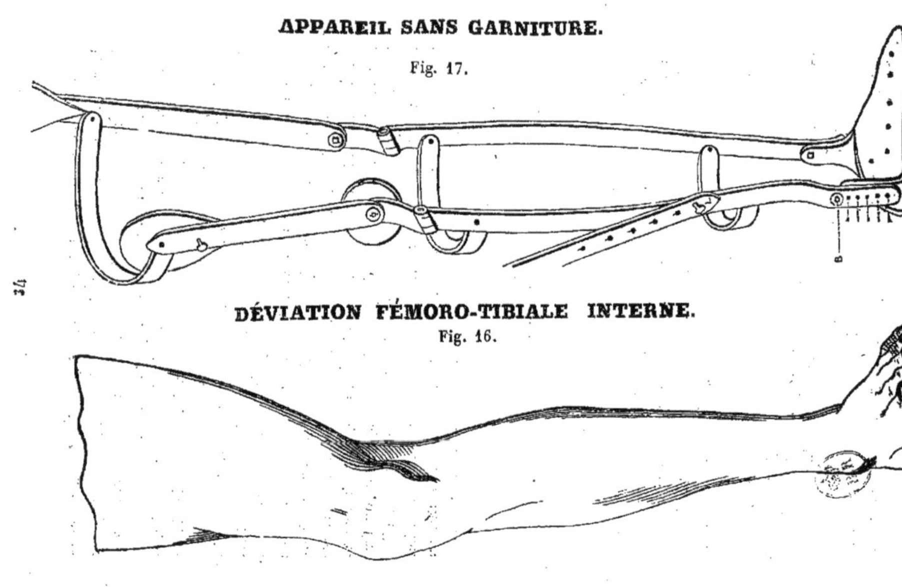

APPAREIL SANS GARNITURE.

Fig. 17.

DÉVIATION FÉMORO-TIBIALE INTERNE.

Fig. 16.

Cet appareil, *fig.* 17, se compose d'abord d'une semelle percée surmontée d'un étrier montant à l'articulation tibio-tarsienne; de là partent deux tiges articulées au point A, partie interne, et à son correspondant partie externe; ces deux tiges longent lattéralement le tibia et le péroné jusqu'à l'articulation fémoro-tibiale; ces deux tiges, dans leur longueur, sont réunies par deux demi-cercles en acier; à la deuxième articulation se fixent deux autres tiges longeant le fémur; ces dernières sont également réunies par un demi-cercle en acier. Au point de l'articulation fémoro-tibiale interne, est placé un coussin circulaire et concave emboîtant les condyles internes. Ce coussin augmente sa pression à volonté; son action unique est de pousser de droite à gauche pour ramener le genou en dehors. Ainsi maintenu jour et nuit, et guidé dans cet appareil, ce membre retrouve son état normal. Il est bon de faire savoir que passé l'âge de sept à huit ans ces moyens réussissent beaucoup moins. S'il ne s'agit que d'une déviation tibio-tarsienne, ou simplement d'une déviation interne ou externe des tibia et péroné, l'appareil ne se compose que de la partie inférieure et ne monte que jusqu'au jarret. Il est, dans tous les cas, fort important de ne pas laisser prendre un trop grand développement à ces déviations, qui tournent au pied-bot et à l'atrophie du membre tout entier.

APPAREIL APPLIQUÉ.

Ce dessin représente l'appareil sur le membre, et ses moyens de fixité.

Fig. 18.

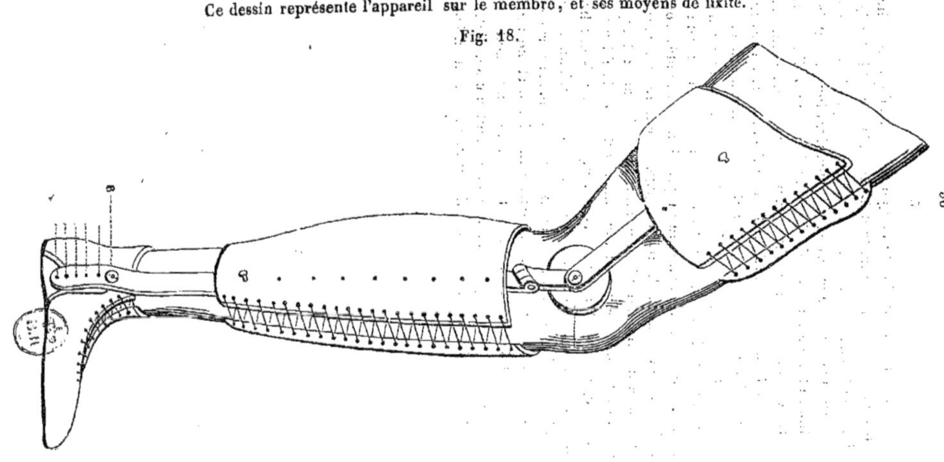

ARTICLE III.

Des flexions du genou.

Cette maladie, dans laquelle le tibia est fléchi sur le fémur, est encore très commune de nos jours, et cela parce que la puissance de la mécanique est encore ignorée dans ce cas. J'ai cité, l'année dernière, un sujet de vingt ans guéri de cette maladie que j'ai déjà fait connaître ; je puis citer, cette année, un traitement tout aussi curieux.

Monsieur Désanglois habite Abbeville (Somme). Il était atteint depuis son enfance d'une tumeur avec ankilose au genou gauche. Le tibia paraissait soudé à angle droit sur le fémur ; il y avait atrophie du membre. Ce garçon ne marchait qu'avec une béquille ; il reçut le conseil de se servir de mon appareil à extension graduée ; trois mois après, le membre était tout-à-fait droit, et M. Désanglois aujourd'hui, avec le secours d'une canne, marche parfaitement. La vie si longtemps éloignée par l'inaction du membre, revint ; la jambe est moins froide, et tout laisse espérer un bien meilleur avenir à cet homme, dont les seules ressources sont dans le travail. Puisse cet exemple fournir à messieurs les chirurgiens appelés à donner leurs soins à des personnes qui se trouvent dans le même cas, un motif pour préférer mes appareils, dont l'action lente et graduée est sans danger, à ce redressement brusque, violent et instantané, qui a produit de si funestes résultats pendant ces deux dernières années.

CONCLUSIONS.

En offrant au public, et en particulier à messieurs les docteurs, quelques dessins des moyens mécaniques que plusieurs années d'un travail assidu et d'applications heureuses m'ont mis à même de confectionner, je n'ai pas la prétention d'avoir prévu tous les faits possibles. Je l'ai déjà dit, je ne connais pas plus de bandages pour tous les cas de difformités, que de remèdes pour tous les maux. S'il est avéré qu'il n'y a pas deux feuilles sur le même arbre exactement les mêmes, il ne l'est pas moins qu'il n'y a pas de maladies qui se ressemblent de tout point. Voilà pourquoi je ne puis me prononcer sur un succès possible sans avoir vu le sujet, ou au moins avoir une reproduction en plâtre de ses déviations, afin de spécialiser les prescriptions orthopédiques.

FIN.

LISTE NOMINALE

Des principaux Médecins et Chirurgiens qui ont été à même, par l'emploi qu'ils en ont fait, de recommander les Appareils orthopédiques retracés dans cette brochure.

MM.

Allart,	*Paris.*
Allibert,	*Paris.*
Amand,	*Dôle.*
Amstein,	*Mezières.*
Arcelin,	*Lille.*
Archambault,	*Paris.*
Amand (S.),	*Meaux.*
Arnozas,	*Bordeaux.*
Augouard,	*Paris.*
Bancel,	*Melun.*
Barbette,	*Paris.*
Barthe,	*Roquecourbe.*
Bâsche,	*Saint-Quentin.*
Bazin,	*Niort.*
Beaumont (de),	*Paris.*
Beaupré,	*Calais.*
Bedor,	*Troyes.*
Bellor,	*Fontainebleau.*
Bertin,	*Paris.*
Blandin,	*Paris.*
Bonnecase,	*Montauban.*
Bonnet (M.),	*Paris.*
Boucheron,	*Paris.*
Boyveau,	*Paris.*
Brechet,	*Paris.*
Brimart,	*Besançon.*
Cambay,	*Cambrai.*
Cambray,	*Cambrai.*
Canonge,	*Laneuville.*
Casenave,	*Paris.*
Castara,	*Lunéville.*
Challet,	*Châlons-sur-Marne.*
Chammard,	*Tulle.*
Champion,	*Bar-le-Duc.*
Cheneau,	*Paris.*
Chesneau,	*Paris.*
Chesnet,	*La Rochelle.*
Cloquet,	*Paris.*
Collin,	*Paris.*
Collot,	*Troyes.*
Colson,	*Noyon.*
Colson,	*Beauvais.*
Comet,	*Paris.*
Coste,	*Paris.*
Cotereau,	*Paris.*
Couderay,	*Mazau.*
Dabat,	*Aignan.*
Danfer,	*Paris.*
De Bourdeaux,	*Chefboutonne.*
Delamare,	*Ry.*
De Murville,	*Lille.*
De Momerot,	*La Fère.*
Denis,	*Paris.*
De St-Amand,	*Paris.*
Desbrosses,	*La Chapelle-s.-Loire.*
Deschamps,	*Paris.*
Desjardins,	*Le Havre.*
Deslauriers,	*Archiac.*
Desmarre,	*Paris.*
Devigny,	*Paris.*
Dessieux,	*Montfort-Lamaury.*
Dieu,	*Metz.*
Doin,	*Romorantin.*
Dorin,	*Châlons-sur-Marne.*
Dourlens,	*Lille.*
Dourif,	*Saint-Amand-T.*
Drouineau,	*La Rochelle.*
Dubois,	*Paris.*
Dubois,	*Arpajon.*
Ducazal,	*Paris.*
Duchassin,	*Guise.*
Dugat,	*Orange.*
Dumanoir,	*Conches.*
Dumeril,	*Paris.*
Dupalis,	*Saint-Vaulry.*
Durand,	*Paris.*
Emery,	*Paris.*
Evrard,	*Saint-Denis.*
Evrard,	*Paris.*
Fiévée,	*Paris.*
Fleury,	*Paris.*
Forcadel,	*Paris.*
Gallet,	*Paris.*
Gallot,	*Provins.*
Gaillard,	*Poitiers.*
Gauvin,	*La Rochelle.*
Gelez,	*Douai.*
Germain,	*Sallin.*
Gossemant,	*Arcis-sur-Aube.*
Goupil,	*Paris.*
Goury,	*Paris.*
Grégoire,	*Frière-Faillouel.*
Griffon,	*Ay.*

Grizard, *Lons-le-Saulnier.*
Gueneé, *Longjumeau.*
Gueury, *Lunéville.*
Guilbert, *Beaumesnil.*
Guersent, *Paris.*
Henry, *Paris.*
Henry, *Lisieux.*
Henry s-Arnauld, *Paris.*
Hériot, *Toul.*
Hervez, *Paris.*
Hoffmann, *Paris.*
Hue, *Puteaux.*
Huraux, *Baron.*
Husson, *Paris.*
Hutin, *Paris.*
Hymely, *Paris.*
Janin, *Nantua.*
Jallon, *Orléans.*
Jolly, *Château-Thierry.*
Lafisse, *Paris.*
Lafond, *Paris.*
Lafond, *Bayonne.*
Lagat, *Paris.*
Lalanne, *Paris.*
Lamaury, *Aux Andelys.*
Lambert, *Blerancourt.*
Lebreton, *Paris.*
Léguillon, *Cherbourg.*
Lemoltheux, *Chateuf-Neuf.*
Léonard, *Lille.*
Lequien, *Douai.*
Leridon, *Besançon.*
Letannelet, *Paris.*
Lestibaudois, *Lille.*
Lévêques, *Orléans.*
Liébault, *La Ferté-sous-Jouare.*
Lisfranc, *Paris.*
Lugol, *Paris.*
Macartan, *Paris.*
Magendie, *Paris.*
Mallet, *La Rochelle.*
Marin, *Compiègne.*
Marjolin, *Paris.*
Masson, *Saint-Loup.*
Mauche, *Larbrelle.*
Messand, *Paris.*
Meurdefroy, *Paris.*
Mirambeau, *Paris.*
Monod, *Paris.*
Montain, *Lyon.*
Morin, *Versailles.*
Moulinès, *Limoux.*
Navarre, *Versailles.*
Nicolas, *Paris.*
Ollivier, *Lille.*
Ortiguier, *Chevreuse.*
Palais, *Montmirail.*
Pâris, *Paris.*
Patissier, *Paris.*
Pelletan, *Paris.*
Péroneaux, *Paris.*
Péruches, *Niort.*
Petit, *Corbeil.*
Pichon, *Paris.*
Pierquin, *Paris.*
Pinelli, *Corse.*
Plissot, *Vassy.*
Poiletou, *Monampteuil.*
Poulin, *Château-Neuf.*
Pourcy, *Besançon.*
Pregien, *Melun.*
Puzin, *Chaillot.*
Rayer, *Paris.*
Recamier, *Paris.*
Renouard, *Paris.*
Réveillé, *Paris.*
Richard, *Evreux.*
Richelot, *Paris.*
Ricors, *Paris.*
Rivailler, *Paris.*
Roché, *Breteuil.*
Roger, *Aubenas.*
Romieux, *La Rochelle.*
Rousset, *Boën.*
Roux, *Paris.*
Ruel, *Cambrai.*
Saillon, *Nantes.*
Saint-Amand, *Meaux.*
Salles, *Châlons.*
Sauras, *Paris.*
Sauvé, *La Rochelle.*
Schaffer, *Paris.*
Scotté, *Aumale.*
Scrutchley, *Paris.*
Ségalas, *Paris.*
Suelle, *Nevers.*
Serrone, *Oloron.*
Sevestre, *Paris.*
Sessel, *Paris.*
Sorlin, *Paris.*
Soula, *Paris.*
Stokly, *Compiègne.*
Tavernier, *Amiens.*
Testel, *Coulomiers.*
Thibault, *Versailles.*
Thuau, *Baugé.*
Tonnelé, *Paris.*
Toulmondel, *Puiseaux.*
Tournier, *Sedan.*
Treille, *Paris.*
Tuger, *Paris.*
Trousseau, *Paris.*
Troussel, *Paris.*
Vallé, *Le Mans.*
Vatier, *Paris.*
Velpeau, *Paris.*
Véruhez, *Niort.*
Viardin, *Troyes.*
Vervier, *Lille.*
Villars, *Besançon.*
Vinsot, *Melun.*
Volmier, *Senlis.*

TABLE DES MATIÈRES.

FIN DE LA TABLE.

www.ingramcontent.com/pod-product-compliance
Ingram Content Group UK Ltd.
Pitfield, Milton Keynes, MK11 3LW, UK
UKHW021121230726
13926UKWH00002B/592